UNICISME

ET

DUALISME CHANCREUX

NOUVELLE THÉORIE

PHYSIOLOGIQUE ET RATIONNELLE DES DIVERS MODES D'ACTION DU VIRUS SYPHILITIQUE

Ouvrages spéciaux de l'auteur :

1852. *Recherches historiques sur la doctrine des maladies vénériennes.* Br. in-8.

1853. *Mémoire sur les fumigations mercurielles et iodées au moyen de trochisques ou clous fumants.* Br. in-8.

1856. *Mémoire sur le traitement de la blennorrhagie uréthrale par les injections caustiques récurrentes.* Br. in-8.

1857. *De l'eau distillée de copahu dans le traitement de la blennorrhagie* (Gazette des hôpitaux).

1858. *Examen des nouvelles doctrines sur la syphilis* (Moniteur des hôpitaux, février, mars et avril).

— *De la contagion des accidents secondaires de la syphilis* (ibid., 7, 14 et 21 décembre).

1859. *De l'accident primitif produit par la contagion physiologique ou artificielle des accidents secondaires* (Moniteur des hôpitaux, juin et juillet).

— *Lettre à M. Diday sur une nouvelle question relative à la transmission des accidents secondaires* (Gazette médicale de Lyon)

1860. *De l'unicité du virus vénérien* (Moniteur dés hôpitaux, juillet, août et décembre).

1861. *Du chancre produit par la contagion des accidents secondaires.* 1 vol. in-8 de 150 pages.

1864. *Traité théorique et pratique des maladies vénériennes.* 1 vol. in-8 de 760 pages.

Sous presse :

Aphorismes sur les maladies vénériennes. 1 vol. grand in-32.

Paris. — A. Parent, Imprimeur de la Faculté de Médecine, rue Monsieur-le-Prince, 31

UNICISME

ET

DUALISME CHANCREUX

NOUVELLE THÉORIE

physiologique et rationnelle des divers modes d'action du virus syphilitique

COMMUNICATION

Faite à la Société médicale du Panthéon dans la séance du 5 octobre 1864

PAR

EDMOND LANGLEBERT

Docteur en médecine

Professeur libre de clinique et de pathologie spéciales

Variété dans l'unité.

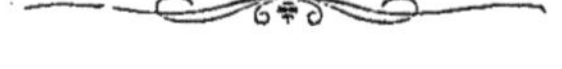

PARIS

ADRIEN DELAHAYE, LIBRAIRE-ÉDITEUR

PLACE DE L'ÉCOLE DE MÉDECINE

1864

UNICISME

ET

DUALISME CHANCREUX

MESSIEURS,

Lorsque sur un point de science, dont la détermination est entièrement subordonnée à l'observation directe ou expérimentale, nous voyons naître et se perpétuer par de nombreux débats une divergence complète dans les idées; quand nous voyons le pour et le contre soutenus avec une ardeur de conviction égale des deux côtés par des hommes de bonne foi, sincèrement animés de l'amour de la vérité, il y a beaucoup à parier que le débat porte sur quelque malentendu; que sous le point en litige, se cache un fait qui échappe aux deux partis, ou dont le sens et la portée n'ont pas été suffisamment compris.

Sans sortir de la spécialité à laquelle se rapporte la communication que j'ai l'honneur de vous faire, je puis trouver plus d'une preuve de ce que j'avance.

Vous vous rappelez, Messieurs, la longue querelle

des *identistes* et des *non-identistes*, commencée vers la fin du siècle passé, et dont nous avons pu entendre les derniers échos. Les uns soutenaient que la blennorrhagie appartient à la syphilis; d'autres prétendaient qu'elle lui est complétement étrangère. Des deux côtés on invoquait l'observation clinique, l'expérimentation ; et les faits semblaient donner raison aux uns et aux autres..... L'existence du chancre larvé ou uréthral, découverte et démontrée par M. Ricord, suffit pour terminer le débat, dont elle expliquait les données en apparence contradictoires. Et bientôt on vit se rallier à la vérité pure, c'est-à-dire à la doctrine de la non-identité, la plupart de ceux que l'ignorance de ce fait en tenait écartés.

De nos jours, la grande question de la contagiosité de la syphilis secondaire nous a offert le même spectacle. Même ardeur passionnée, même violence dans la lutte, dont il était impossible de prévoir la fin. Et cependant, nous avons vu subitement s'éteindre tout ce bruit, toute cette agitation ; nous avons vu contagionnistes et anticontagionnistes se donner la main, et s'unir dans un dogme commun, dès qu'il fut démontré que les lésions secondaires de la syphilis communiquent l'accident primitif, le chancre. Et à ce propos, permettez-moi, Messieurs, de vous rappeler que c'est dans le sein même de notre Société, en février 1856, que prit naissance ce dogme nouveau, dogme qui devait être à la fois et un gage de paix parmi nous, et un bienfait pour l'humanité, que la doctrine adverse laissait sans crainte et sans défense contre une contagion si redoutable!

Aujourd'hui, Messieurs, une autre querelle, non moins vive que les deux précédentes, nous divise encore : c'est celle de l'*unicisme* et du *dualisme*. Vous en connaissez l'origine et l'objet.

Les anciens nous avaient appris que le virus syphilitique est un, et que la diversité de ses manifestations dépend soit des constitutions individuelles, soit aussi de différences dans le mode d'activité de ce virus. « *Una tamen et eadem totius est essentia*, disait Fernel, *sed variis distincta ordinibus, ut alia levior sit, alia gravior. Est et corporum in quæ illa incidit, permagna varietas, ac* UTRAQUE EX CAUSA FIT, *ut alia levioribus, alia gravioribus symptomatis exerceat.* » (J. Fernel, *Luis venereæ tract.*, cap. v, 1557.)

Quelques syphilidéologues modernes ont pensé que cette notion, si simple et si vraie, que cette doctrine édifiée sur trois siècles d'observation, qu'avaient professée Astruc, J. Hunter, B. Bell, Swediaur, Cullerier et tant d'autres praticiens célèbres, n'était plus suffisante pour expliquer l'action tantôt locale, tantôt générale du virus syphilitique. Ils ont donc osé prétendre qu'à ce virus unique, dont se contentaient nos pères, il fallait en substituer deux : un pour le chancre simple, et un autre pour le chancre infectant. Quelques-uns même ont été jusqu'à en proposer trois !

Or, depuis plus de dix ans, le débat se continue entre les partisans de la doctrine ancienne, c'est-à-dire de l'unicisme, et les adeptes de la doctrine moderne, le dualisme. Verrons-nous la fin de cette nouvelle controverse? Verrons-nous unicistes et dualistes, comme nous avons vu identistes et non-identistes, contagionnistes et anticontagionnistes, abaisser la barrière qui les sépare, et fondre en une seule devise leurs principes opposés?... Il est, à mon avis, permis de l'espérer.

Quand je considère que depuis le jour où M. Bassereau jeta parmi nous ce brandon de discorde, nos discussions n'ont abouti qu'à affermir de plus en plus chacun de nous dans ses idées, je ne puis m'empêcher de croire que sous l'unicisme et le dualisme se cache, comme je le disais tout à l'heure, quelque point obscur, quelque malentendu, que la découverte d'un nouveau fait ou une interprétation plus rigoureuse des faits actuellement connus fera tôt ou tard disparaître. Je ne puis m'empêcher de voir dans l'avenir s'opérer, entre les deux doctrines rivales, une fusion également honorable pour chacune d'elles, car l'une et l'autre auront fourni leur part de ce rude labeur qu'impose à l'homme la recherche du vrai.

Telle est, Messieurs, l'œuvre de conciliation que je voudrais pouvoir réaliser, et dont je viens ici vous soumettre un premier essai.

Partisan de l'unicité, je suis convaincu, et je crois avoir péremptoirement établi dans mon dernier ouvrage (1) qu'il n'existe qu'un seul virus syphilitique ou, en d'autres termes, que le chancre simple et le chancre infectant dérivent d'un même principe virulent.

Je ne reproduirai point ici toutes les preuves cliniques et expérimentales, tous les arguments sur lesquels j'ai basé ma conviction. Qu'il me suffise, pour vous convaincre également, de vous rappeler l'incertitude où nous laisse si fréquemment le diagnostic différentiel du chancre simple et du chancre infectant à leur début. Que de fois, Messieurs, — j'en appelle à vos souvenirs et à votre pratique de chaque jour, — ne voyons-nous pas l'ulcération chancreuse la plus simple, la plus molle, la plus bénigne en apparence, être néanmoins suivie de l'infection générale? Que de fois l'apparition soudaine d'une pléiade ganglionnaire, d'une roséole ou de toute autre éruption spécifique n'est-elle pas venue nous surprendre, alors que nous pensions n'avoir affaire qu'à un chancre local! En serait-il ainsi, je vous le demande,

(1) *Traité théorique et pratique des maladies vénériennes*. 1 vol. in-8. Paris 1864, pages 332-401.

si le chancre simple et le chancre infectant étaient, comme le prétendent les dualistes, deux espèces nosologiques distinctes, complétement étrangères l'une à l'autre, telles, par exemple, que la variole et la scarlatine? Quoi! voilà deux lésions externes, visibles, tangibles, que nous pouvons observer, examiner, étudier tout à notre aise; ces deux lésions sont, dites-vous, d'essence, de nature absolument différentes, et cependant, rien dans leurs signes objectifs, dans leurs caractères sensibles, ne nous permettrait de les distinguer l'une de l'autre?... Cela, Messieurs, n'est pas possible; cela serait en flagrante contradiction avec les principes les plus élémentaires de la pathologie.

Mais comment expliquer cette double action du virus syphilitique? Par quel mécanisme ce même virus tantôt borne-t-il son effet à une lésion locale, tantôt, au contraire, infecte-t-il l'organisme entier? C'est ce que nous demandent nos adversaires, qui, peu soucieux d'aborder de front ce mystère ou plutôt ce problème pathologique, ont trouvé plus commode d'admettre deux virus.

Remarquons d'abord que l'impossibilité d'interpréter ce phénomène ne prouverait pas que nos adversaires ont raison. Que de choses dans ce monde que nous ne pouvons ni comprendre, ni expliquer, et qui pourtant n'en existent pas moins! Sans quitter le cercle de nos études spéciales, voyez le virus charbonneux produisant la pustule maligne, l'anthrax malin et la fièvre charbonneuse ; le virus varioleux donnant naissance à la variole, à la varioloïde, à la varicelle et probablement aussi à la vaccine ; le virus morveux engendrant la morve et le farcin. Pourquoi le virus syphilitique n'aurait-il pas, lui aussi, des effets différents ? Pourquoi seul entre tous échapperait-il à cette grande loi de la nature : *variété dans l'unité ?*

Mais peut-être, pour ce qui regarde ce dernier virus, est-il possible d'interpréter conformément aux exigences de la raison et aux données de la physiologie, la diversité de ses manifestations morbides, ou du moins de saisir les conditions étiologiques, qui font naître de ce même agent tantôt un chancre simple, tantôt un chancre infectant.

Vous connaissez, Messieurs, les expériences faites en Angleterre par M. Henri Lee, celles plus nombreuses de M. Boeck, de Christiania, et de son élève, M. le Dr Bidenkap, que j'ai rapportées dans mon *Traité des maladies vénériennes* (pag. 368 et suiv.), et dont je vous rappellerai sommairement les résultats :

Sur la surface d'un chancre infectant, arrivé à une époque voisine de sa cicatrisation et ne produisant plus qu'un léger suintement de sérosité, *incapable de s'inoculer sur le malade même*, on applique de la charpie sèche ou de la poudre de sabine. Au bout de vingt-quatre ou quarante-huit heures, ce chancre s'est ravivé, et donne alors lieu à une abondante sécrétion purulente. Or, si l'on inocule sur le malade même le produit de cette sécrétion, on obtient, dans la plupart des cas, *un ulcère tout à fait semblable à ceux que détermine sur des sujets sains ou syphilitiques la matière de chancres mous* (1). C'est en effet

(1) Voici comment M. Boeck a résumé les résultats de ses expériences :

« En suivant exactement, dit-il, depuis le premier stade la marche d'un certain nombre de chancres, on découvrira qu'au début ils sont assez identiques et présentent des ulcères à suppuration abondante. Si pendant ce stade on fait une inoculation, elle réussira presque toujours. Mais peu à peu quelques-uns des ulcères commencent à s'indurer, et à mesure des progrès de l'induration, la suppuration diminue, la sécrétion de l'ulcère devenant de plus en plus séreuse. Les inoculations faites pendant ce stade donneront, dans beaucoup et peut-être dans la plupart des cas, un résultat négatif, et plus l'induration aura fait de progrès, plus rarement on réussira à provoquer des pustules avec la lancette, jusqu'à ce qu'il arrive une époque où toute inoculation sera sans effet. En couvrant alors le chancre de charpie, qu'on ne renouvelle pas, on trouvera au bout de vingt-quatre heures ou plus tôt une abondante sécrétion de matière plus épaisse et *purulente*, dont l'inoculation, dans la plupart des cas, donnera des résultats positifs, même lorsque l'induration est arrivée à un grand degré de développement. » (Extrait de la *Gazette des hôpitaux*, 16 janvier 1864.)

M. Diday admet également, en s'appuyant sur plusieurs observations qu'il rapporte dans son *Histoire naturelle de la syphilis*, la réinoculabilité sur le malade même du chancre induré à son début, c'est-à-dire quand il est le siége d'une sécrétion purulente. Il y a longtemps déjà que j'ai moi-même vérifié expérimentalement l'exactitude de ce fait. Je me rappelle à ce propos, que sur un de mes malades que j'avais inoculé à la cuisse avec la matière de son chancre induré, le chancre produit immédiatement par cette inoculation devint le point de départ d'un érysipèle phlegmoneux, qui fit courir au malade les plus grands dangers et me causa de très-vives alarmes.

le chancre mou des sujets syphilitiques, celui auquel M. le Dr Maratray, se fondant, il est vrai, sur une fausse analogie, a donné improprement le nom de *chancroïde*.

Un syphiligraphe distingué de Breslau, M. le Dr H. Kobner, a été plus loin. Il est récemment parvenu à inoculer de la sorte à trois sujets atteints de syphilis constitutionnelle la sécrétion de plaques muqueuses. Deux furent inoculés de leur propre matière, et le troisième de la matière des deux premiers. Il en résulta, au bout de *deux ou trois jours*, des pustules et ultérieurement des *ulcères, ressemblant au chancroïde*, qui se sont agrandis pendant plusieurs semaines. De ces expériences et de celles de MM. Boeck et Bidenkap, l'auteur conclut que « l'auto-inoculabilité des chancres indurés et des plaques muqueuses pourrait devenir une règle à rares exceptions, si l'on y produisait des sécrétions plus abondantes dans les moments où leur surface est sèche et prête à se cicatriser. » (*Communication de M. H. Kobner au congrès médical de Stettin*, août 1864.)

Vous connaissez également, Messieurs, les expériences de notre savant et regretté confrère, Melchior Robert, expériences faites publiquement et en très-grand nombre à l'Hôtel-Dieu de Marseille. Cet habile syphiligraphe, comme s'il eût pressenti les résultats que je viens de vous signaler, terminait son chapitre sur l'auto-inoculabilité du chancre infectant par cette réflexion, si pleine de sens et de justesse : « L'expérience nous a démontré, dit-il, que l'inoculation du pus de chancre induré au malade même pouvait être négative une ou plusieurs fois et réussir à la quatrième ou cinquième inoculation. A ce propos, nous croyons pouvoir établir, qu'un léger mouvement inflammatoire, survenu dans l'ulcération pendant qu'elle est encore en période de spécificité, peut augmenter l'énergie de la sécrétion » (1). (M. Ro-

(1) Les expériences faites par Melchior Robert l'ont conduit à formuler, relativement à l'auto-inoculabilité du chancre infectant, les propositions suivantes, sur la vérité desquelles l'honorabilité bien connue de l'auteur et son grand talent d'observation ne peuvent laisser le moindre doute :

« Le pus de chancre induré est inoculable au malade même.

« On peut développer successivement plusieurs pustules avec le pus de chancre infectant sur le malade même. A ces pustules succèdent assez souvent des ulcérations très-larges, douloureuses et enflammées, le plus souvent engorgées à la base, en tout semblables à l'ulcère contagieux des anciens (chancre simple), ne lui cédant en rien en durée et en gravité.

« Le virus de chancre infectant peut être inoculé avec succès du malade à un autre individu atteint actuellement de syphilis. Nous l'avons même, dans plus d'un cas, transplanté successivement sur plusieurs individus vérolés, et par plusieurs piqûres, avec un plein succès. Il est même à remarquer dans quelques-unes de nos recherches, que ce virus, qui aux premières inoculations n'avait donné que des vésico-pustules, suivies d'ulcérations bénignes, a développé en passant chez d'autres malades également infectés, et, à mesure qu'il s'éloignait de sa source, des pustules très-enflammées, suivies d'ulcérations très-larges, à suppuration abondante et d'une très-longue durée.

« Lorsque le chancre induré se complique de phagédénisme, la sécrétion peut être inoculable au malade même pendant plusieurs

bert, *Nouveau traité des maladies vénériennes;* Paris, 1861, page 357.)

Voilà des faits qui compromettent gravement, il faut en convenir, le prétendu principe de la non-inoculabilité du chancre infectant sur le malade même, principe que les dualistes considèrent, et auraient, en effet, raison de considérer, s'il était vrai, comme le point fondamental de leur doctrine. Plus gravement encore ces faits compromettent l'hypothèse du *chancre mulet* dit chancre mixte, imaginée, en désespoir de cause, pour soutenir ce principe chancelant, et avec lui la théorie tout entière des deux virus.

Mais pénétrons plus avant dans le sujet, et voyons quelle interprétation on peut tirer de ces expériences.

Unicistes ou dualistes, lorsque nous parlons du virus chancreux ou syphilitique, nous avons coutume de le considérer comme un être abstrait, comme un agent immatériel auquel nous semblons donner une existence propre et indépendante, le séparant par la pensée des produits organiques qui le recèlent, et sans lesquels cependant il ne saurait se manifester. Or, c'est là, selon moi, une fausse manière de voir et la

mois; nous l'avons inoculé avec succès à un malade après six mois, et pendant une explosion générale de symptômes secondaires.» (*Loc. cit.*, p. 306.)

cause principale de nos dissentiments actuels. Comme le chien de la fable, nous lâchons la proie pour l'ombre, ou plutôt le visible et le tangible pour l'invisible et l'impalpable. Volontairement ou à notre insu, nous quittons le terrain des choses physiques pour nous engager dans une métaphysique obscure et sans issue.

Laissons donc là le virus, qui n'est qu'un mot, et occupons-nous un peu plus des produits virulents.

Ces produits, vous le savez, Messieurs, sont essentiellement variables. C'est tantôt le pus, tantôt la sérosité, tantôt le sang, le sperme et probablement d'autres que nous ignorons encore. Or, de cette diversité des produits virulents, n'est-il pas raisonnable de conclure à une diversité dans leur action ? Leur activité morbifique ne devra-t-elle pas varier en raison même de leur nature ou, si vous l'aimez mieux, de leur constitution moléculaire ? C'est là, en effet, ce que nous apprennent, du moins en ce qui touche le virus syphilitique, les expériences dont nous venons de parler.

Un chancre infectant, avons-nous dit, est sur le point de se cicatriser et ne secrète plus qu'un peu de sérosité, dépourvue de globules purulents. Cette sérosité, inoculée au malade même, ne produit aucun résultat. On irrite alors la surface du chancre de manière à y faire naître une nouvelle secrétion purulente, puis on inocule ce pus ainsi formé. Et alors on obtient un nouveau chancre, entièrement semblable, je le répète, à ceux que produirait sur des sujets sains ou syphilitiques la matière de chancres mous. Même résultat, d'après M. Kobner, avec les plaques muqueuses.

Dans cette expérience, que personne ne contestera, que M. Diday, le représentant le plus éminent de la doctrine dualiste, a lui-même signalée dans son dernier ouvrage (1), que voyons-nous? Nous voyons *du pus produire ce que n'a pu faire la sérosité.* Et pourtant le virus est le même dans les deux cas; car pus et sérosité ont été puisés sur le même individu et sur le même chancre. Que conclure de là, si ce n'est qu'il faut tenir compte et grand compte, dans l'étude des manifestations morbides de ce que nous appelons virus syphilitique, de la nature des produits qui le recèlent?

Mais faisons encore un pas de plus, et peut-être allons-nous découvrir un nouvel horizon, où nous verrons se réunir et reparaître dans leur unité pathologique, le chancre simple, le chancroïde et le chancre infectant, que les dualistes ont vainement tenté de séparer.

(1) *Histoire naturelle de la syphilis.* Paris, 1863, p. 226.

Supposons, Messieurs, ainsi qu'il arrive dans quelques cas d'inoculation physiologique ou artificielle, que la matière du chancre induré dont on a ravivé l'état inflammatoire, ou du chancre mou auquel ce premier chancre a donné lieu par inoculation sur le malade même, n'agisse sur un sujet sain que par le PUS qu'elle renferme ou, pour mieux dire, par ses globules purulents : que se produira-t-il?

A cette question, Messieurs, il serait facile de répondre, même en l'absence de toute expérience directe. Les faits qui précèdent, rapprochés des lois connues de l'absorption, indiquent sans nous laisser l'ombre d'un doute, avec la certitude absolue qui rattache une conséquence à son principe ou un effet à sa cause, ce qui doit fatalement arriver.

Évidemment ces globules de pus virulent, qui *seuls* font naître un chancre sur un sujet syphilitique, produiront *à fortiori* le même effet sur un sujet sain. Mais quel sera ce chancre? Ici encore la théorie, d'accord avec l'observation clinique et expérimentale, répond : un chancre simple. Car le globule de pus, c'est là un fait acquis à la science, n'est pas absorbable, et par conséquent ne peut déterminer qu'un travail morbide local (1). Et remar-

(1) « Défaut d'absorption du virus et localisation de l'action virulente sont deux termes dont l'un est la conséquence nécessaire de l'autre, » a dit avec raison l'auteur du chancre mulet, sans se douter qu'en écrivant ces lignes, il forgeait une arme contre son système. — C'est précisément parce qu'il n'agit que localement

quons en passant que cela est fort heureux; car si le pus syphilitique pouvait être absorbé, ce n'est pas seulement la vérole qu'il porterait dans l'organisme, mais l'infection purulente et la plus grave de toutes.

Il y aura donc, ainsi que je l'ai exposé dans mon livre (1), germination immédiate et sur place du pus inoculé, d'où résulteront, au bout de deux ou trois jours, d'abord une vésicule, puis une pustule et finalement un ulcère local, un *chancre simple*. Le même effet se produira quels que soient la constitution, le tempérament, l'idiosyncrasie du sujet, car le pus n'agit ici que comme agirait une épine ou plutôt un parasite déposé dans nos tissus.

Cependant il peut se faire que le pus virulent s'engage dans un vaisseau lymphatique, dont l'ulcération chancreuse ou l'action traumatique de la lancette lui aura ouvert la voie. Mais arrivé au premier ganglion, il trouve dans la trame charnue de cet organe une barrière qui l'arrête; car le vaisseau lymphatique qui l'avait apporté s'est ramifié dans le ganglion en capillaires trop étroits pour livrer passage à ses globules. Le plus souvent alors, ce pus détermine une inflammation violente du ganglion, d'où résultent fatalement la fonte purulente de ce dernier, et par suite, la formation d'un bubon virulent, qui, semblable au chancre qui en est la

que le pus syphilitique peut encore faire naître de nouveaux chancres sur un sujet diathésé.

(1) Pages 257 et suiv.

cause, ne constituera généralement qu'une lésion locale. Je dis généralement, car il peut arriver, dans quelques cas, assez rares toutefois, que le pus subisse dans le ganglion une modification moléculaire, une dissociation de ses éléments qui le rende susceptible d'être résorbé, et de produire alors l'infection syphilitique constitutionnelle. Mais dans ce dernier cas, il est de règle que le ganglion, au lieu de suppurer, s'indure et reste indolent.

Quoi qu'il en soit, vous voyez, Messieurs, comment un chancre simple peut dériver d'un chancre infectant; comment ce chancre simple, une fois formé, pourra se multiplier et se transmettre dans sa variété, soit sur le même sujet, soit d'un individu à un autre, sans jamais perdre toutefois la faculté de revenir à sa forme originelle.

Ainsi s'expliquent les résultats obtenus par Melchior Robert dans ses nombreuses expériences, résultats que confirme d'ailleurs l'observation clinique (1) et que ce savant médecin a formulés en ces termes : « Le virus du chancre infectant peut développer chez un individu exempt d'infection, une ulcération à base molle, ayant tous les attributs du chancre mou, c'est-à-dire sans induration, sans adénites multiples, sans infection constitutionnelle... J'ai plusieurs observations d'individus inoculés dans ces conditions, qui non-seulement n'ont eu que le

(1) Voyez mon *Traité des maladies vénériennes*, pages 346 et suiv.

chancre mou, mais qui, après un délai de *six mois*, et sans aucun traitement, n'ont éprouvé aucun des phénomènes propres à l'infection générale » (*Loc. cit.*, page 307). Il est évident que, dans ces expériences, le pus virulent seul a agi, soit que la sérosité ait été en trop petite proportion pour infecter l'organisme (1), soit que la réaction inflammatoire excitée par le pus en ait empêché l'absorption.

Supposons maintenant qu'au lieu des globules de pus, on inocule isolément sur un sujet quelconque la SÉROSITÉ exhalée par la surface d'un chancre infectant ou d'une lésion secondaire. Qu'arrivera-t-il?

Ici encore les faits et le raisonnement, c'est-à-dire l'interprétation rigoureuse des lois connues de l'absorption, nous permettent de répondre en toute certitude.

Nous verrons se produire ce qui arrive quand on inocule, dans les mêmes conditions, le sang d'un sujet syphilitique; car la sérosité, c'est-à-dire le plasma sanguin qui transsude incessamment au travers des capillaires, est nécessairement contagieuse au même titre que le sang lui-même, ce que prouve d'ailleurs, ainsi que l'a parfaitement établi M. le Dr Laroyenne (2), la transmission héréditaire de la syphilis.

(1) Les tentatives d'inoculation du sang syphilitique sur des sujets sains ont démontré que la quantité de la matière inoculée n'est pas indifférente au succès de l'expérience.

(2) *Gazette médicale de Lyon*, 16 juin 1864. — Dans une des quatre

C'est dans ce cas surtout que les idiosyncrasies vont jouer un rôle décisif. Si par une disposition innée ou acquise, le sujet inoculé est réfractaire à l'infection syphilitique, aucun effet ne se produira. Mais s'il est au contraire dans des conditions convenables de réceptivité, ce qui est le cas le plus commun, l'infection générale aura lieu fatalement. Car la matière inoculée, c'est-à-dire la sérosité, étant éminemment absorbable, il n'y a alors aucune raison pour que l'individu échappe à l'infection. Le travail local sera toutefois plus lent à se produire que dans le cas précédent ; et, au lieu d'un chancre pustuleux, on verra, après plusieurs jours ou plusieurs semaines, apparaître au point contagionné une rougeur circonscrite, bientôt suivie d'un gonflement papuleux, lequel deviendra peu à peu le siége d'une *érosion superficielle*, plus ou moins indurée et accompagnée dans presque tous les cas de la pléiade ganglionnaire caractéristique. On aura, en un mot, le chancre infectant que j'ai le premier indiqué comme étant le résultat le plus ordinaire de la contagion des lésions secondaires de la syphilis, et que l'on obtient également par l'inoculation du sang des syphilitiques (1).

expériences faites en 1859 par M. Gibert, pour prouver la contagiosité des accidents secondaires de la syphilis, on n'inocula que de la *sérosité* sanguinolente puisée à la circonférence d'une papule squameuse du front. Le résultat obtenu fut, comme on le sait, positif.

(1) La sécrétion des lésions secondaires de la syphilis, à l'excep-

N'avais-je pas raison, Messieurs, de vous dire tout à l'heure combien il importe, pour bien comprendre la double action du virus vénérien, de distinguer la nature ou les qualités physiques des produits qui le renferment ? Voyez, les résultats diffèrent du tout au tout, selon qu'agit isolément le pus ou la sérosité d'une même lésion syphilitique : ici c'est le chancre simple, la syphilis locale (1), là

tion de l'ecthyma, du rupia et de quelques autres éruptions peu communes, est plutôt séreuse que purulente. Voilà pourquoi le chancre produit par ces lésions, et particulièrement par les plaques muqueuses, ne se développe en général que d'une manière lente et sous la forme d'une simple papule légèrement ulcérée. Dans une expérience devenue célèbre, faite le 1er novembre 1849, par Vidal (de Cassis), sur un interne de l'hôpital du Midi, M. Boudeville, la matière inoculée ayant été prise dans une pustule d'ecthyma syphilitique, les résultats furent différents. Dès le *lendemain*, rougeur au point inoculé ; le 3 novembre, formation d'une papule entourée d'une auréole rouge ; le 5, la papule s'est élargie et transformée en une pustule, qui se couvre d'une croûte, sous laquelle séjourne un pus grisâtre, de consistance épaisse. Ce chancre dura environ vingt jours, et fut suivi plus tard d'une syphilis constitutionnelle, dont les manifestations ne présentèrent que peu de gravité. (Vidal, de Cassis, *Traité des maladies vénériennes*, p. 358.)

(1) J'ai dit plus haut que le chancre simple peut se transmettre dans sa variété soit sur le même sujet, soit d'un individu à un autre, sans jamais perdre toutefois la faculté de revenir à sa forme originelle, c'est-à-dire de régénérer le chancre infectant. En effet, dans le chancre simple développé sur un sujet sain, le globule de pus seul est virulent, et ne peut par conséquent reproduire qu'un chancre semblable. Mais si ce chancre passe sur un sujet syphilitique, sa sérosité deviendra contagieuse, et il pourra alors communiquer à un individu sain un chancre infectant, ainsi que le prouvent plusieurs observations recueillies et publiées par M. Ricord et par quelques autres syphiliographes. Le même effet pourra encore avoir lieu, si le pus sécrété par un chancre simple, subit dans un

c'est le chancre infectant, et avec lui la syphilis générale ou constitutionnelle (1).

Cet exemple de la différence d'action d'un virus

ganglion une dissociation de ses globules, qui rende ces derniers susceptibles de se dissoudre dans la lymphe et d'être ainsi résorbés. Néanmoins, la filiation du chancre simple dans sa variété peut être considérée comme une règle, sinon absolue, du moins très-générale.

(1) Voici un fait récemment publié par M. Cullerier, et qui trouve ainsi son explication toute naturelle :

« Deux jeunes collégiens, l'un de seize, l'autre de dix-sept ans, voient l'un après l'autre la même femme. Au bout de huit jours, celui qui avait exercé le coït *le premier* me consulta pour un chancre mou suivi d'adénite suppurée. L'autre se réjouissait d'avoir échappé à la contagion, lorsque le dix-neuvième jour, il vit à la face interne du prépuce se développer une petite papule, laquelle s'ulcéra bientôt et prit tous les caractères du chancre induré avec adénopathie multiple et indolente. Le premier malade resta indemne d'accidents constitutionnels ; le second eut une syphilis générale ordinaire. La femme, que j'examinai vingt-cinq jours après, portait sur une des grandes lèvres une induration cicatrisée, mais encore très-reconnaissable, et un engorgement des ganglions inguinaux. » (Cullerier, *Précis iconographique des maladies vénériennes*, *Introduction*, p. 35.)

Les partisans de la doctrine dualiste diront sans doute que la femme avait simultanément un chancre mou et un chancre induré. Cette coïncidence est en effet possible, mais elle ne saurait expliquer le fait en question, attendu que le chancre mou, développé sur un sujet syphilitique, peut, comme le chancre induré, communiquer l'infection générale. N'est-il pas plus rationnel d'admettre, conformément aux principes que nous venons d'établir, que le premier malade se sera inoculé le pus en excès qui recouvrait la surface du chancre induré que portait la femme, tandis que le second, trouvant cette surface fraîchement essuyée, n'en aura pris que la sérosité ? J'ai rapporté dans mon *Traité des maladies vénériennes*, p. 355, un fait entièrement semblable, observé par M. le Dr Rey, de Grenoble, et qui très-probablement se rattache à la même cause.

suivant la nature des produits qui en sont imprégnés, ce n'est pas la syphilis seule qui nous le donne; la vaccine nous le présente également. Quand nous voulons avoir un bon vaccin, que puisons-nous dans la pustule vaccinale? Nous y puisons la sérosité. Et plus cette sérosité sera claire, limpide, exempte de tout mélange de pus, meilleur sera le virus. Et avec ce virus, nous obtiendrons, presque à coup sûr, la vraie vaccine, la vaccine infectante et préservatrice. Mais, si au lieu de cette sérosité, nous prenons le pus que renferme, à une époque trop avancée de son développement, la pustule vaccinale, nous n'aurons qu'un mauvais vaccin. Cette matière, inoculée dans les meilleures conditions de succès, ne produira, le plus souvent, qu'une fausse vaccine, c'est-à-dire une pustule locale, non infectante, et par conséquent dépourvue de tout pouvoir préservatif.

L'analogie entre la syphilis et la vaccine est, sous ce rapport, tellement étroite et saisissante, qu'à défaut de toute autre preuve, elle seule suffirait à la démonstration de ce que je viens d'avancer. Poursuivons cependant, et tâchons de rendre cette démonstration plus complète encore, s'il est possible.

Nous avons vu, Messieurs, que le pus du chancre infectant, inoculé sur le malade même ou sur tout autre sujet syphilitique, produit le plus souvent, quand l'inoculation réussit, un ulcère à base molle, entièrement analogue d'aspect et de forme au chancre simple. Supposons encore qu'on inocule à un individu quelconque la matière fournie par cet ulcère. Quel sera le résultat?

L'expérience a prononcé : dans quelques cas, l'inoculation ne produira qu'un chancre simple ; dans d'autres cas un chancre infectant en sera la conséquence.

Ce fait, fort gênant pour la doctrine des deux virus, a été dans ces derniers temps l'objet de vives discussions parmi les dualistes. Disons de suite que si nous avions besoin d'une nouvelle preuve du peu de valeur de cette doctrine, nous la trouverions dans la faiblesse des explications proposées par ces derniers pour concilier ce fait avec leur théorie. Que dis-je? Tel a été, Messieurs, leur embarras sur ce point, qu'ils ont dû renoncer à leur doctrine, et imaginer un troisième virus et un troisième chancre, le *chancre mulet* dit chancre mixte, passant ainsi du dualisme pur, tel que l'avait inventé M. Bassereau, au *trinitisme* créé par le trop savant et trop ingénieux auteur de ce fabuleux chancre mulet!

Rien de plus facile à comprendre cependant avec un seul virus.

La matière qu'il s'agit d'inoculer contient, dans ce cas, du pus et de la sérosité. Or, si l'individu sur lequel on expérimente est réfractaire à l'infection générale, le pus seul, comme nous l'avons vu dans les expériences de MM. H. Lee, Boeck et Bidenkap, agira sur lui, et ne produira qu'un chancre simple. Mais, si le sujet inoculé est, au contraire, dans des conditions favorables de réceptivité syphilitique, il subira à la fois l'action de la sérosité et du pus. La sérosité l'infectera, et le pus fera naître, au point contaminé, une ulcération chancreuse, qui d'abord aura tous les caractères du chancre simple, et qui plus tard, sous l'influence de la diathèse, pourra s'indurer et prendre alors les caractères du véritable chancre huntérien (1). Remarquons, en effet, que ce chancre se développera immédiatement ou très-peu de temps après l'inoculation, ainsi qu'il résulte des observations rapportées par M. Ricord dans ses *Leçons sur le chancre* (observ. 1, 2 et 4, 1re édit., page 198).

Toutefois, Messieurs, il peut se faire, même dans ce dernier cas, qu'un chancre simple soit le seul résultat de cette inoculation (2). La matière inoculée, ainsi que je l'ai dit, renferme, il est vrai, les deux éléments de sa double activité, c'est-à-dire, le pus *qui fait le chancre* et la sérosité *qui infecte ;* mais l'un de ces éléments peut annihiler l'action de l'autre. C'est ce qui pourra arriver si la matière inoculée contient un grand excès de pus, soit que la

(1) Le *chancre mulet* dit chancre mixte, dont M. le Dr Rollet, de Lyon, a cru, de bonne foi, avoir fait la découverte, n'est autre chose, comme on le voit, que le chancre huntérien, déjà décrit, en l'an 1514, par Jean de Vigo.

(2) Maratray, Clerc, Cullerier, Ricord, etc.

sérosité n'existe alors qu'en trop petite proportion pour infecter l'organisme, soit que son absorption trouve un obstacle dans la réaction inflammatoire qu'excite localement le travail ulcératif de ce pus. Ainsi nous voyons la surface d'un vésicatoire qui, tout à l'heure encore, livrait passage à certaines substances médicamenteuses, telles que la morphine, la strychnine, etc., mises en contact avec elle, perdre tout à coup cette faculté absorbante, si elle devient le siége d'une trop vive inflammation. Ainsi nous voyons encore un fragment d'acide arsénieux déposé dans nos tissus, résister à l'absorption, grâce à l'inflammation locale qu'il développe autour de lui.

Ce n'est que par un effet semblable que nous pouvons expliquer comment la matière d'un chancre infectant, déposée à la surface d'un chancre simple, n'en modifie en rien les conditions ; comment le pus d'un chancre simple et le produit de sécrétion d'un chancre infectant, préalablement mélangés et inoculés sur un sujet sain, ne produisent généralement qu'un chancre simple. Dans ce cas comme dans ceux qui précèdent, il faut admettre ou que l'élément infectant, c'est-à-dire la sérosité, se trouve en quantité insuffisante, ou que le pus du chancre simple et celui du chancre induré, agissant à la manière d'un caustique, s'opposent à sa pénétration dans l'organisme (1).

(1) « Nous avons déposé, dit Melchior Robert, sur plusieurs

Tels sont, Messieurs, les faits et les considérations auxquels se rattache l'action tantôt locale, tantôt générale du virus syphilitique; tel est le mot de l'énigme pathologique qui, depuis si longtemps, préoccupe les esprits.

Le chancre simple et le chancre infectant ne sont donc pas, comme le prétendent les dualistes, deux espèces nosologiques distinctes, n'ayant rien de commun ni dans leur origine, ni dans leur nature. Tous deux, au contraire, dérivent d'un même principe virulent, dont les effets variés dépendent non-seulement de conditions idiosyncrasiques, mais encore et surtout de propriétés inhérentes au virus lui-même, et subordonnées à la constitution physique des produits qui le renferment. Ces produits sont-ils formés d'une sérosité facilement absorbable? Ils donneront naissance, si aucune influence diathésique ne

chancres simples du pus de chancre infectant en période de progrès; nous avons pansé ces mêmes chancres avec des plumasseaux de charpie pris à la surface de chancres infectants; mais nos tentations sont restées infructueuses: jamais nous n'avons obtenu d'induration, les malades n'ont eu ni adénites multiples, ni syphilis constitutionnelle... Si, sur une même écorchure, on dépose en même temps du pus de chancre simple et du pus de chancre induré, l'action du premier neutralisera à coup sûr celle du second, et l'on verra naître et se développer un chancre mou. Si l'on mélange par avance les deux virus et qu'on les inocule à la lancette, le résultat sera le même que précédemment. » (*Loc. cit.*, p. 365.)

Nous avons été étrangement surpris de voir, dans le compte-rendu de l'une des séances du congrès médical de Lyon (septembre 1864), l'auteur du chancre mulet prêter à Melchior Robert un langage diamétralement opposé (*Gazette médicale de Lyon*, 1er oct. 1864, p. 464.)

s'y oppose, au chancre infectant et à la syphilis constitutionnelle. Sont-ils au contraire constitués par du pus, dont les globules ne peuvent traverser les capillaires, ils produiront le chancre simple, la syphilis locale. *Ac utrâque ex causâ fit*, répéterai-je avec Fernel, *ut lues venerea, alia corpora levioribus alia gravioribus symptomatis exerceat.*

En résumé :

I. Il n'existe qu'un seul virus vénérien, chancreux ou syphilitique, dont les véhicules ordinaires sont le pus et la sérosité.

II. Le chancre simple est le résultat de l'action isolée des globules du pus syphilitique sur un individu sain ou diathésé.

III. Le chancre infectant est le produit soit de l'action isolée de la sérosité syphilitique, soit de l'action combinée des globules purulents et de la sérosité sur un individu non diathésé.

IV. Quand le chancre infectant résulte de l'action isolée de la sérosité, il ne se développe que d'une manière lente et sous la forme d'une érosion papuleuse plus ou moins indurée (*érosion chancreuse* ou *chancriforme* de MM. Bassereau et Diday ; *pseudo-chancre induré* de M. Auzias-Turenne ; *érosion superficielle* ou *chancre papuleux* de l'auteur).

V. Quand le chancre infectant est la conséquence

de l'action combinée du pus et de la sérosité syphilitiques, il se produit rapidement, prend d'abord tous les caractères d'un chancre simple, qui plus tard s'indure, sous l'influence de la diathèse, et constitue alors le chancre huntérien (*vrai chancre induré* de MM. Diday et Auzias-Turenne; *chancre mulet* dit *chancre mixte* de M. Rollet).

VI. La sécrétion séro-purulente d'un chancre infectant ou du chancre mou des sujets syphilitiques (chancroïde) peut n'engendrer, sur un individu sain, qu'un chancre simple, soit que la sérosité n'existe dans le mélange qu'en trop petite proportion pour infecter l'économie, soit que son absorption trouve un obstacle dans la réaction inflammatoire qu'excite localement le pus en excès.

MESSIEURS,

Lorsque, il y a bientôt dix ans, j'exposais pour la première fois devant vous la doctrine, actuellement admise par l'universalité des praticiens, de la transmission de la syphilis secondaire sous la forme de chancre primitif et généralement infectant, je n'avais alors puisé ma conviction que dans un seul fait. Et pourtant je ne doutais pas, dès ce moment, que cette doctrine ne fût l'expression de la vérité; car elle avait pour elle quelque chose de supérieur au fait lui-même, une force qui lui commande et le gouverne : la logique. Aujourd'hui, Messieurs, ma confiance n'est pas moindre à l'égard de la nouvelle doctrine que je viens de vous exposer ; car, elle aussi, a pour fondement le fait sanctionné par le raisonnement. Je n'ai pas toutefois la prétention de croire que cette doctrine sera immédiatement acceptée par tous les syphiliographes, par ceux surtout dont elle contrarie les idées. Le chancre mou, le chancre induré et le chancre mulet dit chancre mixte, ne consentiront pas, sans résistance, à redescendre de la dignité d'espèces nosologiques, où les ont élevés le dualisme et le trinitisme, au rang de simples variétés qui leur convient. Mais, quoi qu'il doive arriver, je suis sans inquiétude. Un faux système, nous n'en avons vu que trop d'exemples, peut bien éblouir et entraîner un moment les esprits ; mais son règne est éphémère. A la vérité seule appartient l'avenir.

A. PARENT, imprimeur de la Faculté de Médecine de Paris, rue Monsieur-le-Prince, 31.

www.ingramcontent.com/pod-product-compliance
Ingram Content Group UK Ltd.
Pitfield, Milton Keynes, MK11 3LW, UK
UKHW020223200726
13856UKWH00004B/1589